AF313704

NOTICE

SUR LA

MORVE CHRONIQUE

ET LE FARCIN

des Chevaux,

ET PRÉSERVATIF

DE CES DEUX MALADIES;

Par ... Montaudon ...

SE TROUVE À PARIS,

... , rue Saint-Paul, N° 9,
Th. ..., Pharmacien-Droguiste, rue des Lombards, N° 29.
..., Propriétaire, rue St-Laurent, 62, à Belleville.

1843

male, des désordres qu'elles produisent et par conséquent de sa nature, et à l'emploi des moyens les plus certains d'en arrêter les progrès, d'en préserver les animaux.

Cette marche que nous avons constamment suivie, nous a fait aussi découvrir un traitement curatif que nous avons employé avec succès, sur beaucoup de chevaux dont la maladie était parvenue à l'état que les vétérinaires sont convenus d'appeler premier degré, et même sur quelques-uns qui offraient des symptômes du second degré.

N'ayant jamais eu d'autre but que celui de faire tourner à l'avantage de notre pays le résultat de nos longs travaux, et cédant du reste aux instances réitérées de ceux de nos clients qui ont déjà obtenu d'heureux effets de notre traitement préservatif, nous nous sommes décidé, dans ce seul but, à lui donner de la publicité.

Quant à notre traitement curatif, dont l'efficacité a aussi été prouvée par des guérisons légalement attestées dans le civil, le même motif d'intérêt public nous a obligé à le mettre en société, et il ne sera employé que dans des infirmeries spéciales que la société espère ouvrir bientôt. Nous ne nous en occuperons donc nullement dans ce prospectus.

Nous prions nos lecteurs de croire que notre méthode n'est point établie sur de spécieux raisonnements, sur une vaine théorie qu'aucun fait pratique ne vient soutenir, mais qu'elle est le fruit de plus de trente années de recherches et d'observations judicieuses, et que depuis notre sortie de l'école d'Alfort en 1811, nous n'avons cessé d'étudier cette maladie.

Si, comme nous devons nous y attendre, notre méthode, comme toutes les découvertes utiles, rencontre des détracteurs, nous ne répondrons à leurs insinuations malveillantes que par des faits positifs et des certificats authentiques émanés d'hommes hautement placés dans l'opinion publique.

Nous nous ferons du reste un devoir de reproduire à la fin de cet exposé, et pour en prouver la véracité, quelques-uns de ces nombreux certificats que nous avons entre les mains.

La Morve chronique offrant dans quelques-uns de ses symptômes de l'analogie avec d'autres maladies de nature tout-à-fait différente et avec lesquelles on pourrait la confondre, nous croyons utile de donner, après sa description, une énumération des symptômes de ces maladies, afin de faire éviter une erreur qui deviendrait préjudiciable aux intérêts de MM. les propriétaires.

Nous ne pouvons, dans ce simple exposé, entrer dans tous les développements que demande une question aussi grave et aussi étendue que celle de la Morve chronique; question qui, comme nous l'avons dit, occupe en ce moment un grand nombre de savants médecins et vétérinaires instruits et qui intéresse non seulement MM. les propriétaires de chevaux, mais encore la santé publique par l'opinion trop accréditée d'une prétendue contagion.

Si, dans le cours de cet opuscule, nous revenons souvent sur les mêmes idées, et si, pour les exprimer, nous employons les mêmes termes, nous prions nos lecteurs de nous pardonner ces fréquentes répétitions et de ne les attribuer qu'au besoin que nous avons de les bien pénétrer de notre méthode et surtout de ces deux vérités : que la Morve chronique n'attaque tous les chevaux d'une même écurie que parce que tous ont reçu l'action des mêmes causes et non parce que la maladie est contagieuse; qu'il faut détruire cette action avant le développement complet de la maladie et son transport sur la pituitaire.

Nous espérons publier incessamment un traité plus complet sur cette importante matière.

CARACTÈRE DE LA MORVE CHRONIQUE.

Ne voulant nous occuper en aucune manière des opinions émises sur la Morve chronique, et notre méthode n'étant que le résultat des observations qui nous sont propres et qui ont formé notre conviction intime, nous nous bornerons à la faire connaître.

La Morve chronique est une affection asthénique générale, d'une nature particulière; sans analogie avec les autres maladies du cheval; dont les causes agissant lentement et continuellement, portent dans toute l'économie animale une atteinte d'abord légère, un affaiblissement graduel de la force vitale, et finissent par altérer et changer l'état normal des organes, amener une perversion dans les fonctions et principalement dans celles de la digestion et de la respiration; une altération dans la composition du sang et par suite une tendance à la désorganisation.

Cet état d'atonie générale et d'altération du sang, insensible et inappréciable d'abord, qu'aucun signe extérieur ne dénonce, suit sans interruption une marche progressive constante, et devient d'autant plus dangereux que pendant longtemps, rien n'a pu l'arrêter, et que, quand la maladie semble se localiser sur l'organe le plus apparent et le plus impressionnable (la muqueuse nasale), et se manifester par des symptômes extérieurs (jetage, glandes et ulcères), la décomposition, qui est son résultat inévitable, s'opère déjà dans d'autres organes.

CAUSES.

Tout ce qui peut produire sur l'économie animale les changements et les désordres dont nous venons de parler : priver le sang de ses parties alibiles et l'amener à une sorte d'anémie, devient cause plus ou moins éloignée, mais constante, de la Morve chronique et du Farcin.

Tous les chevaux indistinctement, quels que soient leur race, leur âge, leur conformation et leur tempérament, sont sujets à ces maladies, quand ils se trouvent dans les conditions qui les déterminent. Cependant comme elles sont plus fréquemment observées sur les chevaux d'un tempérament lymphatique, sur ceux qui ont été élevés dans des pays bas et marécageux, sur ceux dont une conformation vicieuse apporte un obstacle au libre exercice des principales fonctions; sur les jeunes animaux qu'un travail prématuré, en arrêtant leur accroissement, a fait tomber dans un état de prostration; sur les chevaux enfin qui ont subi l'opération de la castration; nous diviserons leurs causes en deux ordres, savoir : *causes prédisposantes* et *causes occasionnelles*.

PREMIER ORDRE. — *Causes prédisposantes.*

Ces causes sont toutes celles que nous venons d'énumérer dans le § précédent; elles forment chez le sujet cette espèce de diathèse asthénique, d'idiosyncrasie-morbifique qui le prépare à recevoir l'action des causes occasionnelles, et contribuent puissamment elles-mêmes au développement de la maladie.

Il en est une surtout qui, plus que toutes les autres, enlève au cheval une partie de sa force, de son énergie et de son intelligence, qui porte dans tous ses organes un relâchement particulier; le rend moins apte au travail qu'on en exige et le dispose à recevoir l'influence des autres causes débilitantes : nous voulons parler de la castration. Cette opération flétrissante en arrêtant le développement de certains organes, particulièrement de ceux de la locomotion, rend quelquefois impropre à tout service, l'animal qui promettait le plus.

La force vitale du cheval entier, plus puissante que celle du cheval hongre, le fait résister plus longtemps aux causes morbifiques; il supporte mieux la fatigue, la faim ou la mauvaise nourriture, les intempéries de l'air; il guérit plus vite quand il est malade et par des moyens plus simples et moins coûteux. Cette force lui permet aussi d'exécuter plus facilement ce qu'on lui demande et le rend par conséquent plus docile et moins dangereux. Les chevaux de poste, de messageries, de roulage et de ferme en donnent de continuels exemples, et tout Paris a vu, pendant quelques années, les cent chevaux de l'hydrotherme en parcourir chaque jour les rues les plus fréquentées, sans avoir occasionné le moindre accident. Nous pensons qu'il en serait de même surtout pour les chevaux de notre cavalerie dont les officiers si instruits, sont, plus que partout ailleurs, capables de dresser ces précieux animaux.

Nous dirons aussi que nous avons la certitude que l'amélioration de nos races françaises, par leur croisement bien raisonné entre elles et avec les chevaux de pur sang, diminuerait considérablement leur disposition à contracter la Morve.

Quelques personnes ont pensé que cette maladie était héréditaire ; sans rejeter cette hypothèse, nous citerons un exemple qui nous la fait regarder comme inexacte. En 1809, nous avons fait couvrir une jument morveuse par un étalon sain, la production fut alaitée par sa mère, resta deux ans près d'elle et fut vendue ensuite sans avoir contracté la maladie. En 1811, nous fîmes couvrir la même jument par un étalon morveux, la seconde production alaitée de même par sa mère, fut élevée et travailla pendant cinq ans avec elle et n'offrit, pendant ce long espace de temps, aucun symptôme de Morve. Nous n'eûmes pas l'occasion de renouveler cette épreuve qui, du reste, nous a paru convaincante.

DEUXIÈME ORDRE. — *Causes occasionnelles.*

1° La cause qui exerce l'influence la plus directe, la plus funeste sur toute l'économie animale, qui porte l'atteinte la plus profonde à la force vitale et à la composition intime des organes par l'altération du sang, c'est la mauvaise qualité des aliments. Si le cheval est de tous les animaux domestiques le plus courageux, le plus fort et en même temps le plus docile, il en est aussi le plus délicat, le plus difficile dans le choix de sa nourriture, dont la plus légère altération le dégoûte et occasionne chez lui de graves maladies ; il veut, et c'est dans sa nature, des aliments de première qualité ; une longue expérience nous a prouvé que l'animal qui reçoit une nourriture abondante et saine peut résister longtemps aux causes de la Morve, et que c'est à juste titre que nous avons placé au premier rang de ces causes l'emploi d'une nourriture avariée.

2° L'agglomération des chevaux et l'insalubrité des écuries. Si la digestion doit porter dans le sang un chyle réparateur, ce chyle ne peut servir à la nutrition, si le sang qui le reçoit n'a subi dans les poumons l'importante opération de l'hématose ; l'air qui pénètre dans ces organes doit donc être aussi pur que l'aliment introduit dans l'estomac ; s'il n'est pas souvent renouvelé ; s'il est chargé d'émanations animales, de miasmes délétères, non seulement il porte une action morbifique directe sur l'organe pulmonaire, mais encore, par son mélange avec le sang, il contribue puissamment à l'altération générale.

L'humidité froide des écuries produit un effet non moins nuisible à la santé des chevaux que l'altération de l'air par l'accumulation de ces animaux, en arrêtant l'importante fonction de la transpiration et en faisant refluer et rentrer dans la circulation ces matières nuisibles à la santé qui s'échappaient du sang par cette voie et qui, portées de nouveau dans l'intérieur des organes, viennent en altérer la composition intime et troubler leurs fonctions.

3° Le brusque changement de nourriture et d'habitudes des jeunes chevaux et leur passage subit des pâturages où ils ont été élevés, dans les différents établissements où ils sont soumis à un régime diamétralement opposé et souvent contraire à leur nature et à un travail qu'ils ne peuvent encore supporter.

L'influence de ces trois dernières causes sur les chevaux de l'armée est plus grande et plus funeste encore que dans le civil, parce qu'elle est continuelle et qu'elle agit sur un plus grand nombre de chevaux prédisposés par les causes que nous avons rangées dans le premier ordre.

4° Le travail. Si un travail modéré et proportionné aux forces du cheval entretient sa santé et favorise le développement de ses organes locomoteurs, un travail forcé fait non seulement tomber ces organes dans l'atonie et le relâchement, mais en entravant le libre exercice des autres fonctions, il produit le même effet sur toute la machine et devient ainsi l'une des causes les plus fréquentes de la Morve chronique.

5° A ces causes si puissantes et si actives, nous devons ajouter celles qui sont communes à d'autres maladies : les suppressions subites de transpiration, les variations atmosphériques, les saisons froides et humides.

6° La répercussion de l'humeur de certains ulcères, du crapaud, des eaux aux jambes, etc. Nous citerons un exemple récent de l'effet de cette répercussion. Vers la fin de 1842, M. Barbier-Ronsin, propriétaire des messageries dites la Poule Grise, rue Saint-Paul, à Paris, avait sur son service de Montereau, un cheval de six ans, de grande taille et de race percheronne : atteint d'un crapaud au pied postérieur droit, cet ulcère qui avait acquis une certaine gravité et élargi le pied, fut amené par les dessicatifs à une sorte de cicatrisation; à mesure qu'il se séchait l'animal perdait de son embonpoint, son poil se ternissait, sa peau devenait sèche et adhérente; soumis à un travail plus doux et à une nourriture plus abondante, il reprit de l'embonpoint et de la vigueur, mais les symptômes de la Morve se manifestèrent tout-à-coup et acquirent en peu de jours beaucoup d'intensité.

7° La gourme et le catarrhe nasal, passés par une cause quelconque à l'état chronique, sont quelquefois suivis de la Morve, quand les causes de cette dernière maladie ont amené une débilité générale.

8° La contagion. Nous avons acquis la conviction que la Morve chronique ne se transmet pas par cette voie. Cette maladie n'offre aucun des caractères de celles qui ont cette propriété. Tout en respectant l'opinion des autres, nous citerons parmi les expériences que nous avons faites pour établir la nôtre, les faits suivants qui nous ont paru concluants.

En 1816, nous plaçâmes, dans notre écurie et entre les deux chevaux qui servaient à notre clientèle, une jument de six ans, de race normande et morveuse au second degré; nous nous en servîmes comme de nos autres chevaux pendant six mois, mettant alternativement la même selle et la même bride à chacun d'eux; les plaçant après une course et imprégnés de la sueur et de la matière du jetage de cette bête, soit sur l'un soit sur l'autre, les enveloppant à l'écurie de sa couverture, les faisant boire et manger avec elle, sans avoir pu leur communiquer le mal.

Nous poussâmes plus loin nos épreuves; la jument devenue plus malade était fortement chancrée, elle jetait abondamment une humeur verdâtre ou grisâtre, souvent mêlée de sang; nous recueillîmes cette humeur que nous fimes manger aux deux autres chevaux en la mêlant avec le son ou le miel; nous l'innoculâmes dans les narines et sous la peau, et nous n'obtinmes d'autres résultats que quelques tumeurs de mauvaise nature qui guérirent facilement. Jamais nos chevaux ne devinrent morveux.

Dans le même temps que nous expérimentions sur nos chevaux, un de nos clients, M. Loisel, cultivateur à Ocquerre, près Lisy-sur-Ourcq, avait, dans son premier attelage, un cheval de limon morveux et qu'il avait acheté déjà atteint de cette maladie; nous lui conseillâmes de le garder et de le laisser au milieu de ses autres chevaux; il le conserva ainsi jusqu'à ce que devenu par les progrès de la maladie, hors d'état de travailler, on fut obligé de le faire abattre. La Morve ne se montra sur aucun des autres chevaux de M. Loisel.

En 1817, par le concours de deux grandes causes, la mauvaise nourriture et l'insalubrité des écuries, la Morve se manifesta sur les chevaux de M. Garnier, l'un des cultivateurs les plus distingués du canton de Lisy-sur-Ourcq. La maladie ne s'était pas communiquée de proche en proche, de voisin à voisin, mais elle s'était montrée à la fois sur les chevaux de différents attelages. Appelé par M. Garnier et ayant déjà recueilli quelques exemples de l'insuffisance des mesures prises jusqu'à ce jour pour arrêter les progrès de la Morve sur les chevaux qui avaient été longtemps soumis à ses causes, nous lui conseillâmes de faire relever le sol de son écurie, d'y établir de larges ouvertures, de remplacer la nourriture malsaine par une

— 6 —

bonne alimentation et nous prescrivîmes pour tous les chevaux, et pour la première fois, l'emploi de notre médication préservative ; ces animaux reprirent en peu de temps leur vigueur et leur premier état de santé, aucun d'eux ne devint morveux.

Convaincus déjà de la non contagion de la Morve, nous engageâmes M. Garnier, qui partageait notre opinion, de laisser, dans son écurie et au milieu de ses autres chevaux, ceux des morveux qui pourraient lui rendre des services ; ces animaux furent, à cet effet, placés dans plusieurs attelages, habitèrent, mangèrent et travaillèrent avec les chevaux sains, périrent par les progrès du mal, et depuis ce temps la Morve n'a pas reparu dans les écuries de M. Garnier (1).

L'année suivante, nous fûmes appelés par M. Bouchard, cultivateur à Villeneuve-sous-Dammartin (Seine-et-Marne), dont les chevaux étaient depuis plus d'un an, décimés par la Morve. Nous observâmes les mêmes circonstances que chez M. Garnier, nous employâmes les mêmes moyens et obtînmes le même succès.

M. Bouchard qui, après avoir vainement employé tous les moyens désinfectants, avant notre arrivée, et les avoir comparés à l'effet salutaire de notre traitement préservatif, s'était convaincu de la non contagion de la maladie, garda quatre jeunes chevaux morveux qu'il n'avait pu se décider à faire abattre, et les conserva deux ans avec ses autres chevaux, sans qu'aucun de ces derniers devînt morveux.

Depuis ce temps nous eûmes de fréquentes occasions d'employer notre traitement préservatif et avec le même avantage, entre autres en 1819 chez MM. Dufresne, à Herviller, et Champ, à Radmont ; en 1820, chez MM. Desprès, à Saint-Souplets, et Drap, à Crépoil, tous cultivateurs de l'arrondissement de Meaux. En 1834, chez l'honorable M. André Tronchon, propriétaire à Champfleury, alors député de l'arrondissement de Compiègne. En 1839, chez MM. Delanoy et Guyard, voituriers à la Gare d'Ivry (Seine). En 1842, chez MM. Lamy-Sintar, à Pontoise, et Jumantier père, à Batignolles-Monceaux, etc., etc.

Les expériences les plus exactement suivies et particulièrement celles de l'école d'Alfort, de Lamyrault, etc., ayant donné le même résultat sous le rapport de la contagion, nous croyons, à cet égard, notre opinion partagée par les personnes qui les ont faites.

9° La Morve chronique règne, quelquefois aussi, épizootiquement à la suite de pluies continuelles, de grands débordements de rivières, de mauvaises récoltes, de guerres, etc. Dans ces cas elle cesse avec les causes qui l'ont fait naître, sans se propager, comme les épizooties contagieuses, dans les contrées où ces causes n'ont point existé. Nous avons fait cette importante remarque vers la fin de 1817 et en 1818, après deux années constamment humides.

SYMPTOMES.

Si les causes de la Morve exercent une action lente mais continuelle et progressive sur l'économie animale ; si les désordres qu'elles amènent ne sont qu'insensiblement produits dans les organes, il en résulte que les signes qui annoncent et cette action et ces désordres, doivent être d'abord bien légers et pour ainsi dire inapercevables, et quoiqu'ils existent réellement, ils échappent fréquemment à l'œil le plus exercé. Dans le plus grand nombre de cas, les animaux conservent les signes apparents de la santé ; ce n'est fort souvent que quand la maladie, ayant acquis une certaine gravité, semble se localiser et établir son siége principal sur la muqueuse nasale et qu'une autre série de phénomènes morbides se développe, que l'on acquiert la triste certitude de son existence dans une écurie.

---

(1) Nous devons un hommage public de reconnaissance à M. Garnier, il fut le premier qui, en admettant nos avis et en suivant notre traitement préservatif, nous encouragea dans nos recherches sur la Morve.

D'après ce qui précède, nous pensons qu'il est d'une nécessité absolue de diviser les symptômes de cette maladie en deux séries principales.

Dans la première nous devons ranger ceux que nous désignons sous le nom de Prodromes ou signes précurseurs; c'est-à-dire ceux qui dénoncent la première influence des causes, le premier dérangement de la santé; ce principe d'atonie générale, de gêne dans les fonctions, que nous avons fait connaître; signes qui se prononcent de plus en plus à mesure que cet état de l'organisation s'aggrave.

Nous comprendrons dans la deuxième série, les symptômes qui caractérisent particulièrement la Morve chronique confirmée et qui se manifestent quand cette maladie se concentre, en quelque sorte, sur la pituitaire.

Le développement des signes précurseurs et des symptômes de la deuxième série, suit ordinairement une marche lente et progressive assez régulière, dont la durée peut être de plusieurs mois et même de plusieurs années. Cependant ils ne se montrent pas toujours avec la même progression et la même régularité. Dans certains cas la désorganisation s'opère rapidement et les symptômes acquièrent en quelques jours le plus haut degré d'intensité; les fonctions entièrement interverties cessent, le sang et les solides arrivent à une prompte dissolution. C'est cet état de décomposition générale, ce principe de putréfaction, qui appartient aussi bien à toutes les maladies adynamiques, typhoïdes et gangreneuses qu'à la Morve chronique arrivée à son dernier degré, que l'on a improprement désigné sous le nom de Morve aigüe.

Après avoir décrit les symptômes de la Morve, nous dirons ceux qui caractérisent les maladies qui semblent avoir avec elle de l'analogie, afin d'empêcher de les confondre.

PREMIÈRE SÉRIE. — *Prodromes.*

Parmi les signes précurseurs, les uns dits généraux, sont communs à d'autres maladies; les autres sont particuliers et n'appartiennent qu'à la Morve chronique.

Si après avoir été longtemps soumis à l'influence des causes que nous avons indiquées plus haut, les animaux montrent moins de force et de vigueur; suent plus facilement et résistent moins au travail; si leur peau devient moins souple, moins onctueuse et plus adhérente aux tissus sub-jacents, si leur poil est moins lisse et plus terne, leurs yeux moins vifs, leurs muqueuses apparentes moins colorées, leur pouls plus lent et plus faible, et qu'à ces signes généraux d'une altération de la santé, viennent plus tard se joindre ceux qui précèdent spécialement la Morve, comme une toux sèche plus ou moins fréquente, quelques troubles dans la digestion, une claudication ou boiterie sans cause apparente, un engorgement indolent et œdémateux des enveloppes des testicules, des eaux aux jambes, des tumeurs et des ulcères de mauvaise nature, un léger engorgement des ganglions ou glandes lymphatiques de l'auge, on doit s'attendre à voir paraître sur eux cette maladie, car ils en portent le germe certain, et elle se manifestera successivement sur chacun d'eux à des époques plus ou moins éloignées selon leur force et leur tempérament.

Il est d'autant plus essentiel de s'attacher à reconnaître les symptômes de la première série, que c'est précisément au moment où les animaux les présentent qu'il faut employer notre traitement préservatif. Nous citerons à l'appui de cette assertion un fait récent qui convaincra nos lecteurs de son exactitude et de l'efficacité de ce traitement. Les chevaux de M. Lamy-Sintar, entrepreneur de messageries à Pontoise, se trouvaient dans les conditions énoncées ci-dessus. La Morve ne tarda pas à se déclarer dans ses écuries; déjà douze de ces animaux avaient été abattus, vingt-deux autres en offraient les symptômes précurseurs quand M. Lamy eut recours à notre traitement préservatif; il le suivit avec la plus scrupuleuse exactitude vingt jours seulement et sans interrompre leur travail; pendant ce temps tous les symptômes qui précèdent la Morve et le Farcin disparurent entièrement, et tous ces chevaux, sans en excepter un seul, sont aujourd'hui dans le plus parfait état de santé.

(*Voir la lettre insérée à la fin du prospectus sous le n° 1.*)

DEUXIÈME SÉRIE. — *Symptômes de la Morve confirmée.*

La plupart des vétérinaires n'ayant considéré comme douteux ou suspect de Morve, que le cheval dont la maladie a fixé son principal siége sur la muqueuse nasale, l'ont divisée eu trois degrés, selon les différents états que présente successivement cette membrane; nous conserverons cette division pour être mieux compris de nos lecteurs et pour les guider dans l'application de notre traitement préservatif, qui cesse d'être efficace lorsque les animaux présentent les symptômes de la deuxième série, c'est-à-dire quand la Morve est confirmée, car alors ils doivent être soumis au traitement curatif.

Nous devons faire précéder la description des symptômes de cette série et qui caractérisent les trois degrés ci-dessus de quelques observations fort importantes.

1° La muqueuse nasale étant de tous les organes affectés celui qui, par sa texture et sa position, est le plus exposé à l'action continuelle des causes excitantes extérieures, doit le premier et à une certaine époque, devenir le siége principal de la fluxion morbide. Il est à remarquer que le cheval ne pouvant respirer que par le nez, cette membrane reçoit la première impression de l'air et se trouve ainsi exposée non seulement à son action, mais encore à celle de toutes les substances qu'il tient en suspension;

2° Au moment où, par une de ces causes, ce changement s'opère, il se passe un mouvement qui n'a point échappé à un grand nombre de praticiens : c'est que l'animal dont la souffrance intérieure était annoncée par les signes que nous avons appelés précurseurs, semble éprouver une notable amélioration; ses fonctions s'exécutent plus facilement, son appétit renaît, il reprend de la force, de la gaîté et de l'embonpoint; cette espèce de métastase simule, pour le reste de l'économie, l'effet d'un puissant révulsif et semble quelquefois occasionner un mouvement inflammatoire. Cet effet est de courte durée, la désorganisation générale suit celle de la pituitaire et marche inévitablement à une terminaison funeste plus ou moins prompte.

Il est bon de faire observer cependant que malgré l'amélioration apparente que nous venons de signaler et qui se manifeste entre les deux séries de symptômes, l'animal conserve toujours quelques signes de l'altération générale qui précède le développement complet de la Morve.

3ᵒ Le travail qui s'opère dans le tissu propre de la pituitaire dans le cours des trois degrés de la Morve confirmée, nous a semblé être analogue à celui de toutes les affections squirrheuses, marchant insensiblement et arrivant après un temps plus ou moins long à la dégénérescence cancéreuse; mais il y a ici des différences remarquables qui donnent à la Morve son caractère particulier et en font une maladie spéciale, et qui résultent des modifications apportées dans la force vitale et dans la composition du sang. Nous traiterons plus en détail ce sujet important, qui, du reste, concerne le traitement curatif, dans notre traité général de la Morve. Nous dirons cependant que c'est sur l'observation qui précède, que nous avons établi les bases de notre traitement curatif, que nous avons employé pour la première fois au mois d'août 1824, sur les chevaux de M. Gabriel Tronchon, cultivateur à Puisieux (Seine-et-Marne), chez lequel la Morve avait été causée par l'insalubrité des écuries; huit chevaux atteints aux différents degrés y furent soumis, cinq guérirent radicalement après deux mois de traitement, les trois autres furent abattus. Le savant M. Dupuy, professeur à l'école d'Alfort, vint constater ce fait. Notre traitement préservatif arrêta la maladie sur les autres chevaux.

SYMPTOMES DU PREMIER DEGRÉ.

L'amélioration que nous avons signalée plus haut est bientôt suivie des symptô-mes ci-dessous , qui se développent comme les premiers, lentement , graduelle-ment et qui consistent :

1° En un léger écoulement par un seul naseau , rarement par les deux d'une hu-meur blanchâtre , visqueuse , qui n'est encore qu'un mucus plus abondant, plus épais qu'à l'état naturel , mais qui s'attache à l'orifice du naseau et s'y sèche en pellicules très minces et grisâtres;

2° En un faible engorgement des ganglions lymphatiques de l'auge du côté du jetage, circonscrit, peu sensible et même indolent , mollasse, sans inflammation , sans aucune tendance à s'abcéder et qui paraît adhérer à l'os de la mâchoire in-férieure;

3° En une légère coloration d'un rouge un peu violacé de la pituitaire qui com-mence à s'épaissir et dont les veines paraissent engorgées;

4° En une sensation de froid que l'on éprouve en appliquant la main à l'entrée du naseau malade.

Ces symptômes sont presque toujours accompagnés des signes apparents de la santé , et cette particularité qu'aucune autre maladie ne présente, peut durer fort longtemps.

SYMPTOMES DU DEUXIÈME DEGRÉ.

La matière du jetage devient plus abondante , plus épaisse , plus visqueuse , de couleur jaunâtre ou verdâtre, elle exhale une odeur peu prononcée, qui lui est par-ticulière , qui la caractérise , et qui n'est produite par aucune autre maladie de la pituitaire.

L'engorgement des glandes augmente , elles sont plus adhérentes, plus dures , et deviennent plus sensibles sans cependant annoncer aucun travail de suppuration.

La muqueuse nasale se décolore , s'épaissit davantage et se ramollit.

L'orifice des naseaux se crispe et semble se rétrécir.

Il s'échappe par l'œil correspondant au naseau malade une humeur semblable à celle du jetage.

On commence alors à remarquer de nouveau un léger trouble dans les fonctions; l'animal est comme avant cette période , moins vigoureux et moins gai , son em-bonpoint est le même , mais sa peau est encore plus sèche et plus adhérente , un travail de désorganisation se prépare déjà dans toute l'économie.

SYMPTOMES DU TROISIÈME DEGRÉ.

L'apparition d'ulcères chancreux sur la pituitaire engorgée et blafarde ; la cou-leur grisâtre de la matière du jetage qui devient plus liquide et est souvent mêlée de stries de sang; l'augmentation considérable et douloureuse des glandes qui pourtant ne s'abcédent pas ; les hémorrhagies nasales fréquentes , le boursoufle-ment des sus-naseaux; la tristesse et l'amaigrissement de l'animal; la perversion de toutes ses fonctions; l'engorgement des extrémités; la faiblesse du pouls qui se concentre et s'efface ; les déjections abondantes et fétides , etc., caractérisent le troisième degré et annoncent une désorganisation et une décomposition générale.

Il est facile de voir que l'apparition des premiers symptômes de toute cette série est déterminée par un principe de désorganisation dans le tissu malade , qui marche progressivement et ne s'arrête qu'à la mort, et qu'il est urgent ainsi que nous l'avons dit de le prévenir par l'emploi de notre traitement préservatif.

Les maladies qui, par quelques-uns de leurs symptômes pourraient être confondues avec la Morve, sont le catarrhe nasal et la gourme, passés à l'état chronique. Mais les différences qu'elles présentent, plus remarquables que la similitude de ces symptômes, les feront toujours facilement distinguer.

Nous ferons observer que la Morve est précédée des signes que nous avons nommés précurseurs, puis quand elle se fixe sur la pituitaire, elle est caractérisée par une réunion de symptômes pathognomoniques qui n'appartiennent qu'à elle. Cet état n'existe ni dans le catarrhe ni dans la gourme; si parfois l'un des symptômes de la morve semble se manifester, il est seul, isolé des autres symptômes de cette maladie; ainsi quelle que soit la cause de la gourme et du catarrhe, l'animal qui en est atteint, est triste, abattu, sans appétit, sa peau est chaude, ses membranes muqueuses sont d'un rouge vif, sa bouche est brûlante, son pouls plein et fréquent, l'entrée des naseaux est chaude et le flux a lieu par les deux côtés à la fois, il est formé d'une humeur muqueuse, blanchâtre plus ou moins abondante; la respiration est profonde et gênée, la toux fréquente, grasse et douloureuse, les urines rares et rougeâtres; il se forme sous l'auge un engorgement phlegmoneux plus ou moins volumineux, tendant à s'abcéder, il existe enfin un mouvement fébrile très prononcé.

Il arrive souvent, et surtout dans la gourme, que des tumeurs de même nature que celle qui se montre sous l'auge, paraissent sur différentes parties du corps, elles n'ont aucune analogie avec le Farcin, et se cicatrisent promptement après l'épanchement du pus.

Quand, par l'effet d'un traitement négligé, du tempérament du sujet ou de toute autre cause débilitante agissant seulement sur la pituitaire et non sur toute l'économie, ces maladies passent à l'état chronique, elles peuvent présenter quelques-uns des symptômes de la Morve, mais jamais l'ensemble de ces symptômes. Ainsi l'écoulement est abondant et épais et même jaune et verdâtre, mais il est moins visqueux et ne crispe pas l'orifice des naseaux: la muqueuse est épaisse et blafarde, mais elle n'offre pas d'ulcères chancreux, et l'on ne remarque aucune glande dite de Morve.

Il est vrai que la Morve est quelquefois consécutive à ces deux maladies, mais c'est lorsque les causes qui lui sont propres ont agi sur toute l'économie avant et pendant leur durée, et fait tomber dans l'atonie la pituitaire comme tous les autres tissus, alors s'observent tous les phémonènes qui lui sont particuliers.

Les coups sur les naseaux, la carie des dents, la présence de quelques polypes sur la pituitaire, font paraître souvent des symptômes analogues à ceux de la Morve; il est facile de les distinguer par une odeur plus ou moins fétide du jetage et l'absence de quelques symptômes principaux, ceux que l'on remarque disparaissent avec les accidents qui les avaient amenés.

Quant à l'affection typhoïde, gangréneuse que l'on a désignée sous le nom de Morve aigüe, on ne peut la confondre un seul instant avec la Morve chronique; elle se manifeste fréquemment en dehors de cette dernière maladie et quand elle lui succède, elle n'est que le mouvement de la décomposition générale qui s'opère par suite de la cessation de toutes les fonctions; c'est la dissolution de toutes les parties vivantes, ou pour mieux dire, un commencement de putréfaction.

Nous pensons qu'il serait convenable de ne plus qualifier du nom de Morve aigüe ce mouvement de décomposition générale qui peut terminer toute maladie adynamique comme il termine la Morve, qui peut naître tout-à-coup sous l'influence de causes septiques et former une maladie essentielle, et de faire enfin disparaître cette frayeur publique qui s'est ainsi attachée par l'idée de la contagion au nom de Morve.

On concevra facilement d'après les explications que nous avons données jusqu'ici, que tous les chevaux d'une écurie, d'un établissement, d'un régiment, étant placés dans les mêmes conditions de logement, de nourriture et de travail, et ayant été influencés par les mêmes causes, devront contracter la même maladie, et que cette maladie se manifestera sur chacun d'eux à des époques plus ou moins éloignées, selon que par la force de leur tempérament, ils auront résisté plus ou moins longtemps à l'action de ces causes et l'on cessera d'attribuer à une prétendue contagion son apparition successive.

LÉSIONS CADAVÉRIQUES.

Sans spécifier dans cet aperçu les désordres occasionnés par la Morve chronique, nous dirons que les nombreuses ouvertures que nous avons faites de chevaux atteints aux différentes phases de cette maladie, nous ont convaincu que ces désordres commencent, pour ainsi dire, avec les causes qui les produisent, mais que la désorganisation ne s'opère réellement qu'à l'apparition des symptômes de la deuxième série. Que c'est jusqu'à cette époque qu'il faut s'attacher à faire disparaître cette disposition, car, plus tard, la maladie bien confirmée rentre dans le domaine du traitement curatif.

La Morve chronique ne suit pas toujours la marche régulière que nous avons indiquée. Ainsi que les autres maladies qui attaquent tout système d'organes ou toute l'économie, elle offre de nombreuses et importantes variations dans son développement plus ou moins rapide, dans ses symptômes, dans ses désordres et dans sa terminaison, variations qui dépendent de l'intensité de ses causes, de l'âge et du tempérament du sujet et souvent du traitement qu'il a subi. Nous avons plusieurs fois remarqué l'absence d'un symptôme caractéristique, tandis que les autres suivaient leur marche progressive jusqu'à la mort de l'animal. Nous ne nous appesantirons pas sur ces phénomènes que nous nous réservons de traiter plus en détail dans notre ouvrage sur cette maladie.

Le Farcin étant, sous une autre forme, une maladie que nous regardons comme identique avec la Morve chronique et reconnaissant les mêmes causes, tout ce que nous avons dit sur cette dernière maladie doit lui être appliqué et notre traitement préservatif en arrête de même les progrès.

TRAITEMENT PRÉSERVATIF.

Si nous nous sommes appesanti sur l'action des causes de la Morve agissant d'une manière insensible sur toute l'économie animale et la préparant à une destruction plus ou moins éloignée mais constante;

Si nous avons indiqué quels sont ceux des organes ainsi altérés, qui, à une certaine époque, semblent éprouver les premiers le travail de la désorganisation qui, plus tard doit s'opérer aussi sur tous les autres;

Si enfin, nous avons fait connaître qu'après cette première influence des causes et au moment où va s'opérer le transport de l'affection sur la muqueuse nasale, ou pour mieux dire, qu'entre la formation de la diathèse morbide et le travail désorganisateur qui la suit, il se manifeste un retour simulé vers la santé; notre intention a été de démontrer, par cette marche de la maladie, combien il est essentiel de ne pas se laisser abuser par cette amélioration apparente et de se hâter d'arrêter les progrès du mal par une prophylaxie raisonnée et efficace.

Si les moyens employés jusqu'à ce jour dans ce but n'ont donné aucun résultat satisfaisant, c'est que, d'une part, on avait pensé qu'il suffisait d'éloigner des causes de cette redoutable maladie, les animaux qui avaient été longtemps soumis à leur action et n'avaient encore offert aucun des symptômes que nous avons rangés dans la deuxième série ; que d'un autre côté, attribuant la maladie à la contagion, on abattait les chevaux morveux et l'on se contentait d'employer, pour empêcher les autres de le devenir, les moyens appelés désinfectants et de détruire tout ce qui avait servi aux malades.

Mais, ainsi que nous l'avons dit, toute l'économie a ressenti une atteinte profonde avant le travail qui s'opère sur la pituitaire, et c'est cette atteinte, cette disposition morbide qu'il faut faire disparaître, ou tout cheval qui l'a éprouvée pourra devenir morveux quelles que soient les conditions dans lesquelles on le placera.

Qu'on ne vienne donc pas nous objecter qu'en éloignant les causes de la maladie on l'empêchera de se manifester ; trop de faits positifs prouvent le contraire, et, sans qu'il soit besoin de citer ici nos propres observations, nous dirons que tout le monde sait que les chevaux qui ont éprouvé une longue disette, qui ont été nourris avec des aliments avariés, habité des écuries insalubres, supporté les fatigues de la guerre, etc., ne deviennent pas morveux pendant la durée de ces causes, mais bien quand, par un meilleur régime, ils commencent à recouvrer leur embonpoint et leur vigueur.

Eh bien ! ce germe de la Morve, qui la rend inévitable et que tous les soins hygiéniques ne peuvent détruire, notre traitement préservatif le neutralise, le fait disparaître sans retour, et les animaux qui l'ont suivi jusqu'à présent ont constamment échappé à la maladie.

Ce traitement préservatif est le même pour tous les chevaux en ce qui concerne les soins hygiéniques. Il n'éprouve de modifications que sous le rapport de l'emploi des médicaments, dont la composition et les doses varient selon les dérangements que les causes ont amenés, l'âge, le tempérament et la force des individus.

Nous sommes persuadés que ce traitement obtiendra l'approbation de MM. les propriétaires et que nos confrères l'adopteront, et même le conseilleront, quand ils auront acquis la preuve de son efficacité. Ils le regarderont comme d'autant plus précieux qu'il est le seul moyen d'arrêter les ravages de la Morve, quand elle s'est manifestée dans une écurie par les causes que nous avons indiquées ; qu'il s'administre avec la plus grande facilité et sans interrompre le travail des animaux ; qu'enfin dans toutes les écuries où il a été mis en usage, la maladie a promptement cessé et n'a occasionné d'autre perte que celle des chevaux qui en étaient atteints avant son emploi.

Nous pensons, d'après tout ce qui précède, que l'on pourra se rendre facilement compte des pertes énormes que la Morve fait éprouver à l'armée.

Dans le civil, quand une écurie est attaquée de cette maladie, le propriétaire peut facilement en faire disparaître les causes, qu'elles proviennent de l'insalubrité des écuries, de la mauvaise qualité des nourritures ou de l'excès de travail ; tandis que dans l'armée, quels que soient les soins de MM. les chefs de corps et des vétérinaires, ces causes sont incessantes et la Morve y a une durée en quelque sorte perpétuelle.

Mais s'il est impossible d'en détruire les causes, on pourrait du moins en neutraliser les effets en soumettant les chevaux au traitement préservatif que nous employons, et qui est d'autant plus avantageux qu'il est très peu coûteux, d'une facile exécution et ne dérange ni leur travail ni leur nourriture.

SOINS HYGIÉNIQUES

et mode d'emploi des médicaments.

La première indication à remplir dans toute écurie où la Morve se manifeste est d'éloigner les animaux des causes qui l'ont produite, de les placer dans une écurie saine, vaste et bien aérée, où régnera une température toujours égale et modérée ; de les nourrir avec des aliments de première qualité ; de les soumettre à un travail proportionné à leurs forces ; de leur éviter les suppressions subites de transpiration ; de les faire panser à fond une ou deux fois par jour et de les tenir dans la plus grande propreté ;

De leur administrer immédiatement les médicaments qui composent notre traitement préservatif, sans lesquels, nous ne saurions trop le répéter, rien ne pourrait les garantir de la maladie.

Pour faciliter l'emploi de ces médicaments, ils se donnent en poudre dans une petite quantité de son frisé (légèrement mouillé), ou de miel.

Leur composition variant selon l'effet qu'ils doivent produire, c'est-à-dire en raison de l'action que les causes ont exercée sur les animaux, ils ont été divisés en trois catégories sous les noms de poudres préservatives et les n°° 1, 2 et 3.

La poudre désignée sous le n° 1, s'administre aux chevaux les plus fortement menacés de la maladie, qui ont déjà éprouvé quelque changement, quelque perversion dans leurs fonctions, qui offrent les prodromes ou signes précurseurs que nous avons indiqués dans la première série et que, si légers qu'ils soient, tout propriétaire de chevaux peut facilement apercevoir.

La poudre n° 2, se fait prendre aux animaux qui, outre les dispositions précédentes, ont été atteints de quelqu'affection catarrhale bronchique ou nasale, et qui conservent une toux plus ou moins fréquente; un léger écoulement par les naseaux, quelqu'engorgement des ganglions de l'auge, ainsi qu'aux chevaux dont une gourme négligée ou accompagnée de faiblesse générale, pourrait être suivie de la Morve chronique.

La poudre n° 3, se donne à tous les chevaux qui, sans offrir encore de notable dérangement dans leur santé, ont été soumis à l'action des causes de la Morve. Elle s'emploie aussi pour prévenir les effets d'une longue humidité ; d'une mauvaise alimentation, et de toute autre cause de débilité et les préserver de toute affection adynamique ; ainsi qu'à la suite de longues maladies pour rétablir la force et l'énergie vitale.

Son usage, dans le traitement des eaux aux jambes, du crapaud et autres ulcères de mauvaise nature, les amène à une bonne cicatrisation et en empêche la répercussion.

La dose des poudres préservatives est de soixante-quatre grammes *par jour*, pour les cheveaux jeunes, de taille moyenne et de tempérament sanguin ; elle est de quatre-vingt-seize grammes, pour les animaux de grande taille, hors d'âge et de tempérament lymphatique; on la fait prendre en une ou deux fois, et une heure avant les repas du matin et du soir.

L'usage doit en être continué pendant un mois au moins. Chaque cheval peut en consommer environ deux kilogrammes pour son traitement.

Nous croyons devoir donner à MM. les propriétaires de chevaux et particulièrement à MM. les maîtres de postes, entrepreneurs de messageries, de roulage, de transports par eau, relayeurs, directeurs d'omnibus et autres grands établissements, un avis salutaire, en les engageant à faire prendre à leurs chevaux, une ou deux fois par an, notre poudre préservative n° 3. Ils éviteraient très certainement, par cette mesure sage et peu dispendieuse, non seulement la Morve et le Farcin dans leurs écuries, mais encore toute affection asthénique, toute maladie typhoïde, gangréneuse ; toute tendance à l'altération du sang. Nous pouvons leur attester, ce qu'au surplus l'expérience leur prouvera, que notre médication est infaillible et de longue durée.

Les poudres préservatives sont divisées en paquets d'un kilogramme, contenant chacun seize prises de soixante-quatre grammes. Le prix d'un paquet d'un kilogramme (deux livres) est de 8 francs.

Le dépôt central est établi, à Paris, chez M. METTE, Pharmacien-Droguiste, *rue des Lombards*, n° 29, à qui les demandes devront être adressées.

Des dépôts particuliers seront aussi établis dans les principales villes de France et à l'Étranger.

Nous avons fait connaître le but de nos travaux; la direction que nous leur avons imprimée a pu convaincre nos lecteurs que notre traitement préservatif n'était pas dû au hazard, ni l'objet d'une coupable spéculation. Il ne nous reste plus qu'à produire les preuves de son efficacité, en plaçant sous leurs yeux les certificats dont nous avons parlé dans le courant de ce prospectus.

Nous ajouterons à ces attestations celles qui constatent aussi les guérisons que nous avons obtenues par l'emploi de notre traitement curatif de la Morve chronique et du Farcin. Traitement que nous avons l'espoir de remettre bientôt à exécution et dont nous parlerons plus en détail dans notre traité général sur ces maladies, en exposant avec la plus scrupuleuse exactitude tout ce que nous avons fait pour le rendre utile au public.

ATTESTATIONS RELATIVES
1° AU TRAITEMENT PRÉSERVATIF.

Nº 1ᵉʳ. — *Lettre de M. LAMY–SINTAR, de Pontoise, à M.* Moutonnet.

Pontoise, le 15 décembre 1842.

Monsieur,

En réponse à votre honorée en date d'hier, j'ai à vous annoncer que je me trouve heureux d'avoir eu recours à votre traitement préservatif; quoique je ne l'aie suivi que vingt jours, mes chevaux se trouvent dans un état parfait de santé; aucuns nouveaux cas ne se sont présentés depuis ce régime.

Mes chevaux ont pris beaucoup d'état et de vigueur; ceux menacés du Farcin ont éprouvé le même effet.

A votre désir et à mon contentement je vous attends l'un des trois jours que vous m'annoncez dans votre dernière.

Je ne vous en dis pas davantage, j'aurai le plaisir de vous voir bientôt.

Votre tout dévoué, etc. *Signé* LAMY, entrepreneur de voitures, à PONTOISE.

N. 2. — *Certificat de M. DELANOY, pour le* Traitement curatif et préservatif.

Je soussigné JACQUES DELANOY, maître voiturier à la Gare, commune d'Ivry, près Paris, certifie avoir envoyé le 28 juillet 1839, à l'infirmerie vétérinaire de l'allée des Veuves, 52, à Paris, un cheval hongre, à tous crins, sous poil bai-brun, âgé de cinq ans, de la taille d'un mètre 60 centimètres, propre au trait, attaqué de la Morve chronique et du Farcin, pour y être traité par la méthode curative de M. MOUTONNET;

Que ce cheval m'a été rendu en état de parfaite guérison des deux maladies le 17 août suivant, après vingt-huit jours de traitement;

Qu'à cette même époque, j'ai fait suivre à mes quatre autres chevaux fortement menacés des mêmes maladies et qui en offraient des signes précurseurs, le traitement préservatif dudit M. MOUTONNET, qui, pendant le même espace de temps, les a ramenés à l'état le plus parfait de santé;

Qu'enfin, ces cinq chevaux n'ont pas cessé de travailler aux pénibles charrois que je leur fais faire, sans qu'aucun d'eux ait manifesté le plus léger symptôme de Morve ni de Farcin depuis leur guérison jusqu'à ce jour.

Fait à la Gare, le 15 octobre 1841. *Signé* DELANOY.

Vu par nous maire d'Ivry, pour légalisation de la signature de M. DELANOY, voiturier, demeurant en cette commune, quai de la Gare, nᵒ 21.

A la mairie d'Ivry, le 16 octobre 1841. Le maire, *signé* PICARD.

Nº 3. — *Certificat de M. GUIARD.*

Je soussigné LOUIS GUIARD, voiturier, demeurant à la Gare, commune d'Ivry, nᵒ 31, département de la Seine, atteste avoir soumis deux de mes chevaux menacés de la Morve Chronique par suite de travaux dans l'eau au bord de la Seine, au traitement préservatif de M. MOUTONNET, vétérinaire à Paris, rue Saint-Paul, n° 9, au mois de novembre 1839;

Que ces deux chevaux, dont l'un sous poil gris-clair, pommelé; l'autre sous poil gris-pêcher, et tous deux hors d'âge et de la taille d'un mètre 60 centimètres, ont été ramenés à un état de parfaite santé dans l'espace de quarante jours, et que depuis ce temps, ils n'ont pas cessé de travailler aux charrois de bois et n'ont présenté jusqu'à ce jour aucun symptôme de la Morve ni d'autres maladies.

En foi de quoi j'ai délivré le présent.

A la Gare d'Ivry, le 13 octobre 1841.   *Signé* GUIARD.

Vu par nous maire d'Ivry, pour légalisation de la signature de M. GUIARD, voiturier en cette commune, quai de la Gare, 31,

A la mairie d'Ivry, le 16 octobre 1841.   Le maire, *Signé* PICARD.

N° 4. — *Certificat de* M. JUMANTIER PÈRE.

Je soussigné LAURENT JUMANTIER père, entrepreneur de terrasses à Batignolles-Monceaux, route d'Asnières, n. 35, atteste que la *Morve chronique*, s'étant manifestée au mois de juillet 1842 dans mon écurie, j'ai perdu quatre chevaux de cette maladie, sans avoir pu leur faire suivre aucun traitement curatif;

Que tous mes autres chevaux étant menacés de la même maladie, je les ai soumis au traitement préservatif de M. MOUTONNET, vétérinaire à Paris, pendant environ quarante jours, et qu'il est résulté de son emploi que ces animaux ont recouvré leur premier état de santé, et que depuis ce temps aucun d'eux n'a présenté un seul symptôme de Morve.

Batignolles-Monceaux, le 19 février 1843.   *Signé* JUMANTIER.

2° AU TRAITEMENT CURATIF.

N° 1. — *Certificat de* M. TESTORY, *Médecin-Vétérinaire de l'arrondissement de Corbeil.*

Je soussigné JOSEPH TESTORY, médecin-vétérinaire de l'arrondissement de Corbeil, département de Seine-et-Oise, demeurant à Essonnes, chargé par M. le sous-préfet dudit arrondissement, de surveiller l'infirmerie vétérinaire d'Evry-sur-Seine, conformément à l'autorisation accordée au sieur Moutonnet, en date du 20 août 1840, atteste avoir suivi le traitement d'un cheval entier, queue en balai, sous poil gris-pêcher, pelote en tête, âgé de six ans, taille d'un mètre cinquante-deux centimètres, propre au service de la poste, appartenant à M. Delorme, maître de la poste aux chevaux de Fromenteau, lequel cheval était atteint de la maladie nommée *Morve chronique* au second degré, et est entré à ladite infirmerie le 21 février 1841 : mais son traitement longtemps interrompu ne date que du 22 août dernier. Et l'avoir visité cejourd'hui 2 octobre avec la plus scrupuleuse attention, et reconnu comme radicalement guéri de ladite maladie.

En foi de quoi j'ai délivré le présent pour servir d'autorisation à sa sortie et d'attestation de sa guérison à Evry-sur-Seine, ledit jour 2 octobre 1841.

Signé TESTORY, médecin-vétérinaire de l'arrondissement de Corbeil.

Je soussigné, directeur du service médical de l'infirmerie d'Evry-sur-Seine, atteste que le cheval signalé ci-dessus, est bien celui de M. Delorme, porté sur le registre matricule sous le n. 2. Evry, le 2 octobre 1841. *Signé* E. MOUTONNET.

Vu pour légalisation des signatures de M. Testory, vétérinaire, inspecteur délégué pour surveiller l'infirmerie établie en cette commune, et de M. Moutonnet, directeur dudit établissement, apposées d'autre part. A la mairie d'Evry-sur-Seine, le 6 octobre 1841.   *Signé* LEBLANC.

N° 2. — *De* M. CAVA, *Propriétaire à Vaugirard.*

Je soussigné, PIERRE-FRANÇOIS CAVA, propriétaire, demeurant à Vaugirard, rue Petite-de-la-Procession, n. 20, arrondissement de Sceaux, département de la Seine, atteste avoir fait conduire le 19 octobre 1839, à l'infirmerie vétérinaire, alors établie allée des Veuves, n. 52, à Paris, une jument à courte queue, sous poil bai-clair, marquée en tête à droite du front et entre les naseaux, borgne de l'œil gauche, âgée de huit ans, de la taille d'un mètre vingt-un centimètres, propre à la selle, laquelle était attaquée depuis longtemps de la maladie nommée *Morve chronique* au troisième degré, caractérisée chez elle par un jetage abondant, épais, gluant et jaunâtre, une glande forte, dure, adhérente; des ulcères chancreux, larges sur la membrane pituitaire, le tout du côté gauche, pour y être soumise au traitement curatif de M. MOUTONNET, médecin-vétérinaire, à Paris;

Que le traitement de cette jument interrompu au mois de novembre par suite de la fermeture de ladite infirmerie, a été ensuite repris et continué par ledit M. Moutonnet, qui me l'a rendue après deux mois, en parfait état de santé, et *radicalement guérie de la Morve*;

Qu'enfin cette bête a été vendue le 28 mai 1840 dans le même état de santé et sans avoir offert le plus léger symptôme du retour de ladite maladie, à M. le comte de Saint-Vallier.

En foi de quoi j'ai délivré le présent pour servir et valoir, à Vaugirard, le 18 novembre 1841. *Signé* CAVA.

N° 3. — *De M*^me *V*^e DEVOUGE, *Propriétaire à Ducy* (OISE).

Je soussigné, Ve DEVOUGE, propriétaire à Ducy, commune de Fresnoy-le-Luat, canton de Nanteuil-le-Haudoin, arrondissement de Senlis (Oise),

Déclare avoir envoyé, le 18 juillet 1839, à l'infirmerie vétérinaire, alors existante allée des Veuves, n. 52, à Paris, deux chevaux, dont l'un entier, sous poil alezan-brûlé, marque en tête, prolongée jusqu'entre les naseaux et terminée par une large tache de ladre, âgé de sept ans, taille d'un mètre cinquante-cinq centimètres, propre au trait. L'autre, hongre, sous poil alezan-brûlé, large marque prolongée en tête, buvant dans son blanc, âgé de six ans, taille d'un mètre soixante centimètres, également propre au trait.

Tous deux atteints de la maladie nommée *Morve Chronique* au premier degré, pour être soumis au traitement de M. MOUTONNET, que ces chevaux m'ont été rendus le 3 août suivant en très bon état et radicalement guéris de ladite maladie. Que depuis lors, ces deux chevaux, âgés de neuf et huit ans, ont été constamment employés aux travaux de la culture, sans avoir présenté aucun symptôme, non-seulement de Morve, mais d'aucune autre maladie.

En foi de quoi j'ai délivré le présent pour servir ce que de raison.

A Ducy, le 25 octobre 1841. *Signé* JULIE DEGUAI Ve DEVOUGE.

Vu pour légalisation de la signature de Mme Ve DEVOUGE, née DEGUAI, cultivateur à Ducy, hameau de cette commune, apposée d'autre part. Fait à Fresnoy-le-Luat, le 6 novembre 1841. Le maire, *Signé* PERRIER. Apposition du cachet de la mairie.

N° 4. — *De M*^r FONTAINE, *md-grainetier, quai d'Austerlitz, 5, à Paris.*

Je soussigné, ANDRÉ FONTAINE, marchand-grainetier, demeurant à Paris, quai d'Austerlitz, 5, atteste avoir envoyé à l'infirmerie d'Ivry-sur-Seine, près Corbeil, le 5 avril dernier, pour y être traité de la maladie nommée Morve chronique arrivant au 3e degré, un cheval entier, queue en balai, sous poil gris-fer, hors d'âge, de la taille d'un mètre 60 cent. environ, propre au trait;

Que ce cheval m'a été rendu radicalement guéri de ladite maladie après quarante jours de traitement, et que depuis ce temps, il n'a cessé de travailler aux charrois, sans présenter aucun symptôme de Morve ni d'autre maladie.

En foi de quoi j'ai délivré le présent que je déclare sincère et véritable.

Paris, le 15 octobre 1841. *Signé* FONTAINE.

Vu pour la légalisation de la signature FONTAINE apposée ci-dessus, Paris, le 16 octobre 1841, le commissaire de police du quartier St-Marcel, signé Menechon.

Paris. — Imprimerie de Jules-Juteau et C., rue Saint-Denis, 345.

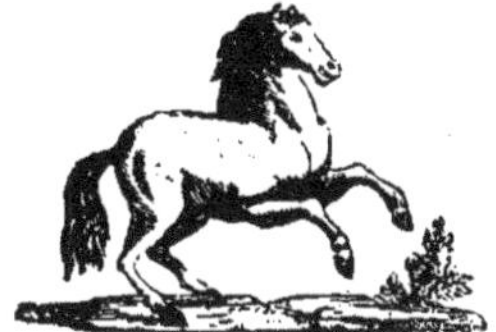

Incessamment la publication d'un Traité général de la **Morve Chronique** et du **Farcin** par le même auteur.

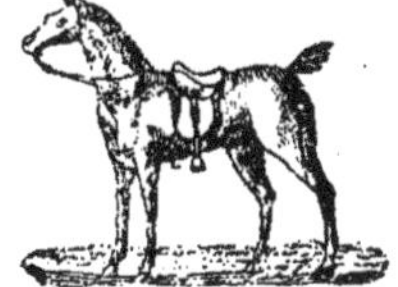

Imprimerie de **JULES-JUTEAU** et Cᵉ, rue Saint-Denis, 345.